CONSIDÉRATIONS

SUR

L'HÔPITAL DES ALIÉNÉS

DE BORDEAUX ;

par le docteur E. B. REVOLAT,

CHEVALIER DE L'ORDRE ROYAL DE LA LÉGION D'HONNEUR , ANCIEN MÉDECIN
PRINCIPAL AUX ARMÉES, MEMBRE ASSOCIÉ OU CORRESPONDANT DE DIVERSES
ACADÉMIES DES SCIENCES ET SOCIÉTÉS DE MÉDECINE NATIONALES ET
ÉTRANGÈRES, ETC., MÉDECIN DE L'HÔPITAL DES ALIÉNÉS DE BORDEAUX.

« Non est in medico semper, relevetur ut æger,
« Interdum doctâ plus valet arte malum.

OVID.

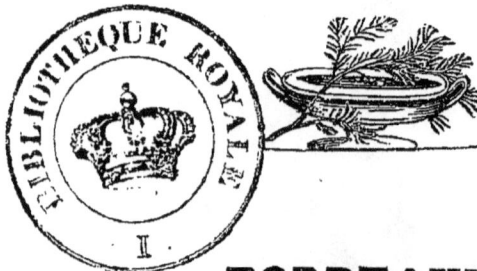

BORDEAUX :

Chez H. GAZAY, imprimeur, rue Gouvion, 14.

1838.

A Monsieur le Préfet, Messieurs les Conseillers de Préfecture et Membres du Conseil général du département de la Gironde.

A Messieurs les Membres du Conseil municipal et de la Commission administrative des hospices de Bordeaux.

Messieurs,

S'il est un moment opportun pour l'acomplissement des vœux que forment tous les amis de l'humanité, ce doit être, sans doute, le moment présent, où la charité des hommes se manifeste si profondément émue de commisération envers les pauvres et les malheureux, et où le gouvernement, les conseils généraux des départements, les administrations publiques, les particuliers eux-mêmes rivalisent de zèle pour les soulager et leur créer des asiles.

Ce ne sera donc point en vain, que j'appellerai votre attention sur un des établissements les plus importants du département., et sur les améliorations dont il est susceptible. Je veux parler de cette retraite du malheur, où se trouvent réunies, parmi les victimes de la plus lamentable des infortunes, des personnes de tous les âges, de toutes les professions et de tous les rangs de la Société. Ce sont des riches et des pauvres, des pères et mères de famille, des savants distingués, des magistrats et négociants intègres, des artistes habiles, des hommes de toutes les conditions, dont la situation morale a de tout temps excité en vous l'intérêt le plus touchant, et qui méritent, en effet, toute votre sollicitude, dans la recherche et l'emploi des moyens les plus propres à améliorer leur position, à accélérer leur guérison, et à les ramener sans danger aux habitudes de la vie sociale.

Vous intéresser de plus en plus vivement au sort des aliénés, tel est le but que je me suis proposé, en vous priant d'agréer l'hommage de cet écrit. Publié sous vos auspices, il ne pourra être que favorablement accueilli par les bienfaiteurs de la classe indigente et malheureuse, à laquelle, par sa publication, j'ai voulu faire quelque bien, avec la conviction que vos bonnes intentions et tous vos efforts réunis pourront réaliser pleinement mes espérances.

Veuillez également, Messieurs, agréer l'assurance de la considération respectueuse, avec laquelle j'ai l'honneur d'être

Votre très-humble et obéissant serviteur,

REVOLAT PÈRE, D. M. M.

CONSIDÉRATIONS

L'HÔPITAL DES ALIÉNÉS

DE BORDEAUX.

~~~~~

EN présence de la spécialité médicale que j'ai em-
brassée depuis longues années (*), ne dois-je pas
considérer comme l'un de mes premiers devoirs, la
publication de mes propres observations sur l'hôpital

(*) Spécialité, suivie de nos jours avec tant d'avantages pour la
science et pour l'humanité par des médecins très-distingués en
France, qui, depuis *Pinel père*, et même de son vivant, ont écrit
sur les maladies mentales ; en les considérant sous leurs différents
points de vue, et qui, dévoués dans les hôpitaux au soulagement
des aliénés, font une étude toute particulière de leurs mœurs, de

des Aliénés de Bordeaux, conséquemment sur l'importance de cet établissement, et sur les améliorations dont je reconnais la nécessité indispensable, pour le mettre en rapport avec l'état actuel de la science et les vues philantropiques du gouvernement ? Je ne saurais, d'ailleurs, saisir pour l'entreprendre, une circonstance plus opportune, que celle où les chambres des Pairs et des Députés s'occupent sérieusement de l'examen et de l'élaboration définitive d'une loi relative aux aliénés, basée sur des principes d'humanité et de justice qui, désormais, devront seuls présider à la direction de ces malheureux, si long temps délaissés, et qui, dans le dix-huitième siècle, présentaient encore le spectacle le plus affligeant. Jusques alors, en effet, les maladies mentales étaient considérées comme incurables et vouées à une réclusion perpétuelle. La folie était encore, pour ainsi-dire, universellement regardée comme un des fléaux les plus redoutables. Les aliénés étaient, tantôt relégués dans des lieux solitaires et ténébreux, où ne pénétrait jamais l'œil de l'humanité, et où, grossièrement nourris, ils étaient privés d'air pour respirer, et d'eau pour étancher leur soif; tantôt renfermés, sous la

---

la diversité de leurs caractères, pour apprendre à les diriger plus sûrement, sans efforts comme sans contrainte. La génération actuelle devra beaucoup aux lumières des médecins justement célèbres, MM. les docteurs *Esquirol, Parizet, Ferrus, Leuret, Pinel-Grandchamp, Scipion Pinel, Foville, Falret, Parchappe, Calmeil, Vatel, Faucon*, et tant d'autres que j'aimerais à citer.

dure surveillance d'un inflexible geolier (*), dans des cages ou loges grillées, dans lesquelles, le plus souvent, ils étaient exposés à la dérision publique.

Ce ne fut, en effet, que vers la fin du dix-huitième siècle, que le célèbre *Pinel*, doué d'une profonde sagacité, et plus à portée qu'aucun autre médecin français de son époque, de profiter des faits nombreux qu'il puisait dans le sein de la nature, s'éleva hardiment contre un pareil abandon et les théories de l'empirisme à l'égard des aliénés. Par la publication du résultat de ses méditations et observations cliniques à *Bicêtre* et à la *Salpétrière*, il prouva que la maladie qui semblait le plus avilir l'homme, était, néanmoins, susceptible de céder aux ressources de l'art, et parvint ainsi à réaliser les vœux que formaient depuis longtemps deux hommes éminents par leur savoir et leur position sociale, *Tenon* en 1786, et la *Rochefoucault*, en 1791.

Dès l'année suivante (1792), fort de son courage et d'une expérience consommée, *Pinel*, osa, le premier en France, et ostensiblement, délivrer de leurs chaînes, des aliénés jusques-là furieux et indomptables, et donna la preuve la plus authentique et la plus convaincante que les fers et les cachots ne sont point des moyens approuvés par la nature et par la raison, pour ramener ces infortunés à une vie nouvelle et au sein de la Société (**). Cet exemple si sublime,

(*) Mens immota manet, lacrymæ volvuntur inanes.... *Virgil.*

(**) Voyez le traité du docteur *Scipion Pinel*, pages 55 et suivantes.

donné, il y a plus de quarante ans, ne devrait-il pas encore retentir puissamment dans toutes les villes du Royaume ? Dans plusieurs départements, cependant, existaient encore naguères, des cages étroites et obscures pour les aliénés, des menottes et des fers pour moyens de répression. Cet abus étrange et barbare ne subsiste plus, sans doute au moment où j'écris, dans le petit nombre de villes, où M. le docteur *Ferrus*, inspecteur général des hôpitaux d'Aliénés, et médecin lui-même, d'un des principaux établissements de la capitale, l'a signalé et victorieusement combattu.

Les circonstances actuelles ne sauraient m'être plus favorables pour motiver l'objet de mes souhaits, et mes espérances du succès. Le gouvernement, dans sa sollicitude, accueille de toutes parts les justes réclamations de médecins recommandables par leur savoir et leur bienfaisance, qui, depuis longtemps, dans leurs écrits, demandaient une réforme dans le régime physique et moral des aliénés, qui, sans contredit, est la partie la plus essentielle du traitement de la folie. Le gouvernement répond aux vœux de la Société entière, par son empressement à faire participer les aliénés aux soins que la charité publique prodigue, dans de nombreux asiles, aux malades et aux indigents. Il apporte, enfin, un intérêt majeur, soit à la création d'établissements spéciaux (*) et plus directement ap-

(*) Des sections particulières, affectées aux aliénés, en d'autres établissements de charité, ne me semblent pas devoir remplir les vues bienfaisantes des administrateurs et du gouvernement.

propriés à la position et aux besoins de cette classe d'hommes infortunés ; soit à une organisation, aussi prompte et aussi uniforme que possible, des hôpitaux d'aliénés déjà établis dans plusieurs départements.

Avec de pareilles dispositions, personne n'oserait révoquer en doute la nécessité, et, pour mieux dire, l'urgence d'une nouvelle législation relativement aux aliénés ; législation qui, mûrie dans le silence du cabinet et de la méditation, par des hommes d'un profond savoir, voués à l'étude de la nature entière et versés dans les connaissances administratives, sera incontestablement établie sur des principes réguliers et stables, et comblera les nombreuses lacunes qui existaient dans les anciennes lois civiles et criminelles, incomplètes, susceptibles d'interprétations diverses, et ne se trouvant point en rapport avec les progrès immenses de la civilisation et de la science médicale, ni avec l'état actuel de la société, et les égards qu'elle doit à ses membres frappés d'aliénation, qui ne sont plus, comme autrefois, des objets d'horreur et d'effroi ; mais qui ne sont que des malades, plus malheureux encore, et qui doivent attirer sur eux un intérêt général.

Les médecins des hôpitaux d'Aliénés, plus que tout autre, appelés par la nature de leurs fonctions à faire une étude approfondie des maladies mentales et à méditer sur la triste position de ceux qui en sont atteints ; à rechercher les causes de nos jours si fréquentes de l'aliénation et les moyens de les prévenir ;

à observer la nature , les progrès, la durée , les con-
versions et le traitement le plus rationnel des différentes affections mentales , ont dû se pénétrer de la
nécessité d'améliorer le sort des aliénés par une administration de secours plus prompts et mieux enten-
dus , et exprimer hautement et énergiquement , dans
toutes les occasions , le désir de voir , enfin , régler et
simplifier le mode de leur admission dans les hôpitaux ,
avec l'intime persuasion , que faciliter et multiplier
(sans abus) les réceptions dans ces établissements spéciaux , ce serait proportionellement en étendre les
bienfaits. Aussi, ce n'est point sans intérêt et une bien
vive satisfaction , qu'ils voient depuis plusieurs années,
se réaliser une partie de leurs espérances , dans la
formation de plusieurs établissements publics ou privés , uniquement consacrés à ce genre de malades , et
qui ont été conçus sur des plans plus vastes et mieux
coordonnés, d'après une étude plus réfléchie des constructions qui leur conviennent. Plusieurs de ces hôpitaux, néanmoins, avec un aspect imposant et grandiose,
paraissent encore susceptibles de recevoir avec le
temps d'utiles améliorations. Malgré tous les progrès
apparents de l'architecture moderne , on pourrait
même dire, avec les prétentions de la génération actuelle en fait d'améliorations, on est encore forcé de
convenir qu'il n'est en France qu'un très-petit nombre
d'établissements pour les aliénés , qu'on puisse considérer achevés et en tous points appropriés à leur destination. Il en existe cependant de très-remarquables

sous tous les rapports , qu'on perfectionne de jour en
jour, à *Paris, Lyon, Marseille, Caën, Rouen,
Nantes; Rennes, le Mans, la Rochelle* et plusieurs autres villes, où des administrateurs éclairés n'ont
rien négligé pour utiliser , en faveur d'une condition
aussi digne d'intérêt et de commisération que celle des
aliénés , le concours de tous leurs moyens , de leurs
propres lumières, et des sages conseils des médecins
qui veillent , autour d'eux, à la salubrité publique. Le
voyage que j'entrepris l'été dernier pour le rétablissement de ma santé , me fournit l'occasion de visiter
plusieurs de ces établissements , de juger de leur importance et d'apprécier les améliorations qu'on leur
avait fait subir tout récemment , comme celles encore
projetées. Je dois dire, avant tout, que par une extrême obligeance , et me comblant de prévenances ,
Messieurs les médecins et directeurs de ces hôpitaux
ne m'ont laissé ignorer aucun des documents qu'il
m'importait de pénétrer pour ma propre satisfaction
et pour en faire plus tard une utile application. Il
m'est bien agréable de leur en témoigner aujourd'hui
toute ma gratitude, ne devant jamais perdre le souve-
nir de leur accueil empressé et des conversations
aussi instructives qu'amicales que j'ai eues *à Paris*,
avec MM. les docteurs *Esquirol, Parizet, Miti-
vier, Falret,* et *Calmeil;* à Rouen avec M. le docteur *Parchappe*, à Caën ou à Bordeaux, avec mes
confrères *Vatel,* et *Faucon.*

Si je me suis hasardé à la publication de quelques

tableaux qui termineront cet opuscule, je le dois à la sollicitation de plusieurs de ces honorables confrères, persuadés comme moi, que de pareilles et mutuelles communications, vu leur exactitude et leur objet, ne peuvent qu'être accueillies avec intérêt et dans un but d'utilité publique, par des hommes d'une même spécialité.

Je ne saurais me dissimuler que les circonstances ne sont pas toujours également favorables à toutes les localités, pour y élever des constructions nouvelles et y fonder des établissements neufs, convenablement situés, régulièrement distribués, et parfaitement appropriés à leur destination ; je crois donc tout aussi important de s'occuper des hôpitaux d'Aliénés, déjà depuis longtemps en activité, et je pense qu'en leur conservant le caractère qui leur est propre, et en observant, surtout, de ne point changer spontanément et trop brusquement leur mode d'administration et de direction, on doit les agrandir suffisamment, pour pouvoir y régulariser et compléter autant que possible le régime sanitaire, et les rendre aussi aptes que les établissements modernes, à remplir le but de la loi protectrice des infortunés qu'ils sont destinés à recevoir et à soulager. Il est, en général, très-urgent de leur donner plus d'extension, tant sous le rapport du personnel pour les emplois et besoins du service, que sous celui de l'emplacement et de l'étendue du sol, afin d'y pratiquer toutes les divisions et subdivisions en cours et bâtiments, sans lesquelles le traitement de la folie peut être considéré comme infructueux. Ces divisions, en effet, sont reconnues indispensables pour établir la distinction des sexes, et des différentes maladies mentales et accidentelles; pour isoler, par conséquent, selon la période et le caractère de l'aliénation, les aliénés paisibles, agités, furieux, gâteux, incurables, susceptibles de traitement et guérison, convalescents, etc.

Avant de faire une application directe de ces premières réflexions à l'hôpital de Bordeaux, je crois devoir faire remarquer que l'étendue du sol destiné à la formation d'un hôpital d'Aliénés, comme de tout établissement analogue, doit nécessairement se trouver en rapport avec le degré de son importance locale, conséquemment avec les besoins du département où il est établi, et ceux des départements limitrophes, où il n'y aurait pas la possibilité d'en former un semblable. Je ne saurais également passer sous silence un point que j'envisage comme l'un des plus essentiels dans la réforme salutaire et prochaine dont les Chambres s'occupent en ce moment. Il s'agit de ces admissions tardives, préjudiciables aux aliénés, et qui ne tendent qu'à encombrer les hôpitaux de malades incurables, à limiter singulièrement le nombre des nouvelles réceptions, enfin à occasioner pour la suite, une mortalité d'autant plus affligeante qu'elle n'est plus en rapport avec le nombre restreint et pour ainsi dire invariable d'aliénés, et celui des guérisons qu'on aurait le droit d'attendre de la promptitude de l'isolement et de l'application des soins moraux, hygièniques et pharmaceutiques qui se trouvent réunis dans ces établissements spéciaux (*).

Il est incontestable *(et c'est là une de ces vérités sanctionnées par l'expérience)*, qu'on éprouve les plus grandes difficultés et qu'on n'obtient que très-rarement des guérisons parmi les aliénés qu'on s'obstine à traiter à domicile, et au sein de leurs familles, où souvent la maladie a pris sa source dans des chagrins, troubles domestiques, privations ou revers de fortune. L'aliénation même ne s'y aggrave-t-elle pas fréquemment encore par la présence des personnes les plus chères, par l'habitude de la domination, par la crainte ou le désespoir, tandis que l'aliéné n'est plus le même homme, environné d'objets et de personnages nouveaux dans un établissement public? On ne doit jamais perdre de vue cette considération qui milite si puissamment en faveur de l'isolement des aliénés, c'est-à-dire du premier comme du plus sûr moyen à tenter dans l'espoir de leur rétablissement. *Un hôpital d'aliénés,* a dit fort ingénieusement le docteur Esquirol : *un hôpital d'aliénés est par lui-même un instrument de guérison.* Aussi, se rattachant à cette pensée vraie, cet habile praticien, dans tous les écrits remplis de vues utiles qu'il a publiés durant trente ans, et qu'il doit très-incessamment réunir dans son grand ouvrage *ex-professo* sur l'aliénation mentale, a-t-il signalé avec une noble persévérance l'état affreux dans lequel il avait observé les

(*) Voyez ci-après, le tableau nécrologique.

aliénés dans la plupart des départements , et sollicité , pour toute la France , une organisation uniforme et sagement ménagée dans les asiles qui leur sont consacrés , comme étant l'unique moyen de réformer complètement tous les abus de temps et de lieux ? L'ordre et l'intérêt public comme la décence des mœurs , l'intérêt des aliénés eux-mêmes , de leurs familles et de la société , réclament donc impérieusement l'isolement des aliénés , et les médecins habitués à les voir et à les soigner , ne cessent de signaler l'importance et l'utilité de cette mesure , en proclamant , unanimement l'inconvenance , le danger même et parfois l'impossibilité de leur interdiction avant de les admettre dans les hôpitaux. Les familles , à la vérité , par un principe consacré par le code civil , étaient censées libres de provoquer ou de ne point demander l'interdiction, dans les cas d'imbécillité, de monomanie, ou tout autre que celui de démence furieuse. Mais, n'était-ce pas déroger à ce principe, que d'exiger, ainsi qu'on le faisait naguères encore dans plusieurs départements, cette mesure préalable à l'égard de tous les aliénés indistinctement , avant d'autoriser leur entrée dans les asiles disposés pour les recevoir ? Ce principe, du reste , semble avoir été le principal but de la loi actuellement en discussion , parce qu'il a été reconnu qu'il serait par trop injuste de forcer les familles à porter à la connaissance du public et des tribunaux , par suite de la procédure et des formalités judiciaires qu'entraîne l'interdiction , ce qu'elles pourraient, souvent,

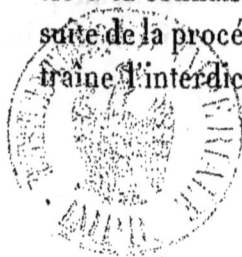

avoir un grand intérêt à tenir secret, et, avec la croyance d'une maladie héréditaire, de confesser publiquement qu'un de leurs membres en est atteint. Si, déjà, l'expérience journalière constate le préjudice que porte aux aliénés la prolongation de pures formalités administratives exigées avant leur admission, et qui sont un obstacle à la promptitude et à la réussite de leur traitement, combien d'inconvénients plus graves encore doivent résulter, à leur détriment, de la lenteur obligée et de la publicité des formalités judiciaires, qui suspendent ou retardent l'administration de secours dont on pourrait attendre quelque succès?

L'admission des aliénés dans les hôpitaux qui leur sont spécialement affectés, leur sera toujours d'autant plus profitable, qu'elle sera dégagée d'entraves, plus prompte dans son exécution, et entourée de garanties tutélaires qui, loin de blesser la juste susceptibilité des familles, leur inspireront une confiance bien méritée, et leur assureront, pour ceux de leurs membres aliénés, une surveillance et des secours aussi actifs qu'éclairés et salutaires.

Quoique l'interdiction, d'après le projet de loi, *article 7*, ne soit plus, avec raison, une condition expresse de l'admission des aliénés dans les hôpitaux, puisque ce n'est que dans le cas où elle aura été prononcée, qu'on exigera un extrait du jugement..... Quoique, par une conséquence naturelle, la mesure d'interdiction ne soit point obligatoire de la part de l'autorité judiciaire, ni de la part des familles, durant

le séjour et le traitement des aliénés dans ces établissements où ils sont placés (articles 27 , 28 , 30 et 32.)
Sous la tutelle d'un administrateur provisoire ou d'un
curateur, et, en même temps (articles 4, 11, 17, et 19.)
Protégés par une surveillance toute particulière que
les autorités administratives et judiciaires sont appe-
lées à y exercer sur eux et dans leur intérêt , en se
tenant au courant de leur position, du caractère de
l'affection mentale de chacun d'eux , de sa curabilité
ou incurabilité , durée et terminaison présumées , par
les rapports , sans doute , des médecins et employés
de ces hôpitaux , la question de l'interdiction n'en
subsiste pas moins , et ne doit pas moins sérieusement
fixer l'attention du législateur , pour son entière solution et avant la confection de réglements qui assurent,
en tous points et invariablement , les droits et les intérêts des aliénés , comme les intérêts , les droits et la
sûreté de leurs familles , d'autant plus qu'à la question
d'interdiction se rattachent plusieurs autres questions
également importantes , qui doivent être sagement dis-
cutées et approfondies.

D'après les considérations précédentes qui ont dû
motiver les trois premiers articles du projet de loi, le
nombre d'aliénés singulièrement accru en France , et
l'urgence de leur isolement pour les soumettre plus
promptement à un traitement spécial et mieux appro-
prié (*), nécessitent la formation de nouveaux établis-

(*) « Principiis obsta , serò medicina paratur
Dum mala per longas invaluere moras ;
Sed propera, nec te venturas differ in horas. »

sements et l'agrandissement de plusieurs des anciens, par conséquent de celui de *Bordeaux*, le seul sur lequel je puisse et doive me permettre d'appeler l'attention des autorités civiles et administratives qui sont, elles-mêmes, très-convaincues de son importance et de son utilité, non seulement pour la ville et le département de la Gironde, mais encore pour d'autres départements, et même pour des pays étrangers à la France (*). Avec cette intime conviction, les autorités précitées n'hésiteront point, assurément, à intéresser vivement le gouvernement en faveur de cet ancien établissement, et à le solliciter instamment de prêter son appui à son amélioration depuis si longtemps désirée et reconnue indispensable. Pour démontrer derechef la nécessité de cette amélioration, il me suffira, j'ai lieu de le croire, de dire franchement ce qu'était anciennement cet établissement, ce qu'il est devenu avec le temps, et ce qu'il devrait être de nos jours.

En abordant la première question, je ne m'étais point dissimulé les difficultés que je devais rencontrer pour sa solution; je prévoyais l'obscurité et l'incertitude que devait me présenter l'investigation des documents historiques nécessaires à la rédaction de cet opuscule. Il m'importait, cependant, de pouvoir en affirmer l'exactitude; car, la première obligation de

---

(*) Sur une population de cent quatre-vingt-sept aliénés, traités dans cet hôpital pendant l'année 1837, les sept dixièmes appartenaient au département de la Gironde, deux dixièmes à d'autres départements, et un dixième à des pays étrangers. (Tableau des lieux de naissance.

celui qui veut écrire sur une ancienne institution locale , n'est-elle pas d'en tracer fidèlement la chrono-
logie , de découvrir les titres officiels de sa création ,
ses statuts et ses réglements? Mes craintes se sont
réalisées , en parcourant des légendes variables dans
leurs indications, les Chroniques Bordelaises et l'his-
toire de Bordeaux , qui ne m'ont fourni que très-peu
d'indices favorables. Je n'ai pas été plus heureux en
visitant les archives du département. Malgré toute son
obligeance, l'archiviste n'a pu me donner aucun ren-
seignement propre à utiliser mes recherches. Du reste,
il ne pouvait faire mieux. Depuis trop peu de temps,
gardien d'un immense collection de cartons et de
dossiers rongés par la poussière et confusément en-
tassés, il n'a pas pu, certainement, les débrouiller et
les classer méthodiquement pour l'utilité du public ,
et il ne réussira pas à le faire, s'il n'est aidé, dans ce
pénible travail, par un ou plusieurs collaborateurs
actifs et intelligents.

Cette investigation, en quelque sorte infructueuse,
n'était point apte à me décourager, d'autant plus que
je pouvais considérer son objet, comme accessoire au
but que je me proposais d'atteindre , en plaidant la
cause de ces membres infortunés, mais bien intéres-
sants de la Société, livrés à la plus redoutable des
misères humaines. Spécialement dévoué à soigner des
aliénés dans l'hôpital de Bordeaux, ne leur devais-je
pas naturellement une part à mes veilles et à mes travaux (*) ? Leur cause, sans contredit, n'est point de

(*) Sua trahit quemque voluptas.

nature à n'inspirer qu'un intérêt éphémère; elle mé-
rite constamment une égale et aussi vive sollicitude.
Partout, en effet, à l'étranger comme en France, la
recherche de toutes les voies qui peuvent conduire à
améliorer leur sort, préoccupe les administrations; les
magistrats, les savants et le gouvernement.

Quoique je n'aie pu éviter quelques lacunes chro-
nologiques, d'ailleurs peu importantes, j'ose me
promettre que je n'aurai point écrit en vain, et que
mes lecteurs, en m'accordant un suffrage honorable
et toute leur indulgence, ne verront en moi que l'ami
de l'humanité et le médecin désireux de se rendre utile
à ses concitoyens, et qui en recherche les occasions
avec d'autant plus de zèle et d'empressement, qu'à son
âge (*), il a pu se convaincre que le temps et l'expérience n'amènent, en toutes choses, que des améliorations fort lentes et partielles; que les meilleures
intentions ne réussissent pas toujours à mettre en harmonie l'exemple avec le précepte, et que ce n'est qu'à
la suite d'efforts sagement dirigés, unanimes et per-
sévérants, que le bien peut naître et s'opérer en réa-
lité.

Il m'a donc été impossible, en remontant aux siècles
passés, de découvrir l'époque de la première institution d'un hôpital d'Aliénés à Bordeaux, ou de tout
autre établissement analogue et cirsconscrit, qu'on
eut pu qualifier de cette dénomination, par la réunion
d'un certain nombre d'aliénés sous le même toit. Per-

(*) OEtas cana quidem sed non inidonea bello.

Homer.

sonne n'ignore que, dans ces temps reculés, lorsqu'on vivait sous l'empire d'une croyance qui faisait repousser du sein de la Société les foux commes des bêtes féroces, on les renfermait dans des réduits ténébreux, ou dans des cachots froids et humides, où, accablés de lourdes chaînes, ils devenaient furieux et inabordables, tandis qn'aujourd'hui, une simple camisole est le seul moyen coërcitif qu'on mette en usage dans leurs moments de violence ou de fureur.

Ce ne fut que vers la fin du dix-septième siècle et le commencement du dix-huitième, pendant la vie miraculeuse de St.-Vincent de Paul (*), dont la charité et le zèle n'eurent de bornes que parce que l'univers a les siennes, que furent instituées la congrégation de la mission et les filles de charité, qui depuis, constamment dirigées par l'esprit et les sentiments de leur fondateur, ont tant multiplié les asiles et maisons de secours pour les malades et les pauvres. Dès cette époque, et en avançant dans le dix-huitième siècle, on commença à recevoir isolément quelques aliénés dans plusieurs hospices ou couvents. Dans toute l'étendue du royaume, insensiblement quelques communautés religieuses en reçurent un petit nombre; celles des Cordeliers (**) entr'autres à Rions; des hospitaliers de St.-Jean-de-Dieu, à Cadillac ; des filles de la Magdeleine à Bordeaux, et plusieurs autres dans la province de Guienne.

(*) Terminée au milieu du dix- huitième siècle.
(**) Ordre fondé en 1247, par Pierre Bourdeaux.

Dès les premières années du dix-huitième siècle,
les jurats avaient fait construire quelques loges pour
des aliénés à l'hôpital général de la manufacture (*),
qui, en 1773, fut réuni à celui des enfants abandon-
nés, dont la création remontait à 1714. On avait, à une
époque bien antérieure qu'il m'est impossible de pré-
ciser, placé des aliénés dans un enclos, situé hors
ville, au Bourdieu, et désigné sous le nom de son fondateur *Arnaud-Guiraut* (**). Cet enclos, vers la fin
du dix-huitième siècle, fut réuni à la maison de force,
et on fut à même d'en recevoir un plus grand nombre.
A cet égard, j'entrerai dans quelques détails sur ces
deux derniers établissements.

La création de la *maison de force*, dans laquelle
se trouvait comprise une infirmerie pour les malades
syphilitiques, date de 1757. Commencée à St. Raphael,
d'où elle fut déplacée sous l'administration de M. *de
Tourny* fils, pour l'établissement du petit séminaire,
la maison de force fut érigée aux frais de la ville de
Bordeaux, sur un terrain adjacent à la propriété *d'Arnaud-Guiraut*, et entretenue par le prélèvement
qui lui était alloué par la législation d'alors, sur les

(*) Fondé par testament d'Anne de Tauzin, veuve de Brezets,
en octobre 1619.

(**) C'est au Bourdieu, sur une partie de la même propriété
d'*Arnaud-Guiraut*, acquise par les jurats, en 1586, que fut trans-
féré, plus tard, l'hôpital de la Contagion, placé auparavant dans la
ville près du collége des Jésuites.
Voy. Arnal, ans 1666 et 1672.

droits de douane qui se percevaient dans le port. Elle fut consacrée à la réclusion et correction des femmes d'une conduite immorale, que la police municipale y faisait renfermer, avec l'espérance de les ramener à leurs devoirs par l'isolement et le travail. Ces femmes, au nombre de quarante à cinquante, y étaient occupées à la couture et à la filature, sous la direction et la surveillance immédiate de dames, associées par un pur motif de charité, qui n'appartenaient à aucune communauté religieuse proprement dite de l'époque, et qui ne furent réunies qu'en juin 1803 aux religieuses de l'ordre de Nevers, avec lesquelles, depuis lors, elles ont été chargées de la conduite intérieure de l'hôpital actuel, constitué tel par la réunion de la maison de force à l'enclos *d'Arnaud-Guiraut*. Il est à remarquer que, plusieurs années avant cette fusion (en 1794), la ville ayant cessé de jouir du prélèvement qui lui avait été alloué sur les droits de douane, et obligée de recevoir à la maison de force les femmes condamnées par les tribunaux, les frais de l'établissement furent pris sur les fonds du département.

En 1797, le bureau central, qui était l'administration supérieure de cette époque, institua une commission administrative des hospices, qui fut chargée de la surveillance directe de la maison de force et de l'enclos. On agita dès lors, la question de la translation des aliénés de l'enclos à Cadillac; mais, convaincue de la nécessité d'établir dans une ville telle que Bordeaux un hospice spécial pour les aliénés, l'autorité se détermina à y conserver ceux qui s'y trouvaient dans le moment.

Investie de la conduite de ces deux établissements, la commission administrative ne tarda pas à comprendre tout ce que la situation de l'un et de l'autre laissait à désirer, et sempressa de mettre à profit la proximité de la maison de force, et les bonnes dispositions des dames charitables qui la dirigeaient, pour améliorer plus particulièrement le service des aliénés dans l'enclos *Arnaud-Guiraut*. Prospérant dans ses démarches, la commission obtint de la ville un secours pécuniaire pour subvenir aux frais de construction d'un certain nombre de loges, et de la formation de cours, jardins et usines plus considérables. En confiant, ainsi, aux mêmes sœurs de la maison de force la surveillance des aliénés, elle parvint à placer ceux-ci dans un local et des bâtiments mieux appropriés aux soins qu'elle se proposait de leur faire administrer.

En juillet 1800, un motif de salubrité nécessitant l'établissement d'une succursale pour l'hôpital Saint-André, la commission fit disposer des dortoirs dans une des ailes de la maison de force, pour y recevoir les convalescents, pour qui on avait lieu de redouter la prolongation de séjour à St. André. Cette annexe n'eut qu'une durée éphémère, à raison de l'augmentation inattendue de la population de la maison de force et du nombre d'aliénés à l'enclos.

En 1802, peu de temps après la suppression de la succursale des convalescents, les dortoirs où elle avait été établie furent destinés aux aliénés tranquilles, et , dès-lors, la maison de force contenant quarante-deux femmes, et l'enclos renfermant trente-sept aliénés, ne constituèrent plus qu'un établissement dirigé par les mêmes sœurs qui, l'année suivante (en 1803), furent au nombre de sept, aggrégées à l'ordre des religieuses de Nevers, et, par cette association qui leur assurait le privilége de n'être jamais déplacées de Bordeaux, obtinrent de cette communauté des renforts suffisants pour augmenter le personnel, et assurer un service, par circonstance, devenu beaucoup plus important.

En 1809, un encombrement d'aliénés dans les prisons de la ville, nécessitant leur prompte admission à l'enclos qui se trouvait trop circonscrit pour les recevoir, la commission obtint la translation à Villeneuve d'Agen, de cinquante-six femmes condamnées par les tribunaux, qui se trouvaient à la maison de force, et qui, plus tard, furent transférées de Villeneuve-d'Agen, à la maison de détention établie à Cadillac.

A dater de cette époque, la maison de force changeant de destination, ne forma plus avec l'enclos *d'Arnaud-Guiraut*, qu'un seul hôpital, uniquement consacré au traitement des aliénés.

Cet enclos, ainsi que je l'ai déjà fait pressentir, était connu, de temps immémorial, sous le nom *d'Arnaud-Guiraut*, son fondateur, qui, touché de la position affligeante des malheureux qu'il voyait, en asez grand nombre, atteints d'aliénation mentale, conçut le généreux projet de les recueillir sur une portion du

terrain qu'il possédait, près de son habitation au Bourdieu, hors ville, longeant la grande rue St.-Jean actuelle (*). Il fit construire vingt-quatre maisonnettes,
à la suite les unes des autres, attenantes à des jardins
et à une cour dans laquelle il fit construire huit à dix
cages en bois destinées à recevoir un pareil nombre
d'aliénés, qu'il mit sous la surveillance d'un con-
cierge, chargé avec sa famille d'entretenir la propreté
des cages, et de pourvoir les aliénés de vivres et de
paille fraîche, avec le produit du loyer des maisonnettes. Vainement j'avais multiplié et réitéré mes recherches, pour découvrir quel était cet *Arnaud-
Guiraut,* recommandable par cet acte de charité.
Mes recherches même devenaient plus infructueuses,
en m'étayant de la croyance de plusieurs personnes
qui, comme moi, n'avaient pu trouver, dans les *Chroniques Bordelaises,* qu'un seul homme de ce nom,
vingt-quatrième archevêque de Bordeaux, de 1110
à 1135, et fondateur de plusieurs institutions pieuses.
Je ne pouvais, néanmoins, me persuader que ces maisonnettes, qui existaient encore dans leur état de vé-
tusté, en 1789, et qui, à l'exception d'une seule (**),
ont été détruites en 1808, eussent pu, malgré toute la
solidité de construction qu'on pût leur supposer, ré-
sister pendant sept cents ans aux ravages du temps.
Déjà quelques documents, perpétués par tradition

(*) d'après Arnal, *Arnaud-Guiraut,* aurait acheté ce terrain et
y aurait fait bâtir sa maison d'habitation, en 1551.

(**) Aujourd'hui chai à bois.

orale, me faisaient penser que cet *Arnaud-Guiraut* pouvait bien avoir été un descendant éloigné de la famille du prélat, mais qu'il n'était qu'un simple particulier de Bordeaux, et que s'il eut été jurat, élevé à quelque dignité, ou chargé durant sa vie de fonctions municipales ou autres, il eut été inévitablement mentionné par quelque historien de la Guienne. D'autre part, n'ayant pu, à ce sujet, consulter qu'un simple registre d'entrées, de sorties et décès des aliénés admis à l'enclos, depuis 1729 jusques en 1793, par lettres de cachet, ou ordres émanés des jurats, je ne pouvais me résoudre à assigner une date beaucoup plus ancienne à la bonne œuvre *d'Arnaud-Guiraut.* A la fin, quelques lignes d'un supplément à la *Chronique Bordelaise* par Jean Arnal, en 1672, ont dissipé mes doutes. Cet Arnaud-Guiraut vivait à la fin du seizième siècle, et c'est à lui que je me crois autorisé à rattacher la pensée du premier asile affecté à des aliénés à Bordeaux, il y a environ deux cents ans, comme je crois, de toute justice aujourd'hui, devoir atribuer les changements avantageux opérés successivement, dans cet enclos et la maison de force, ainsi que les dispositions et ressources de l'hôpital actuel, à la commission administrative et toute paternelle (*) qui le régit, comme tous les autres hospices de la ville, avec une économie et un ordre admirables. Cette commission a été l'une des premières administrations en France, qui aient appelé l'attention

(*) Quœnam summa boni? Mens quœ sibi conscia recti. *Auson.*

du gouvernement, des magistrats et des autorités sur
les améliorations que nécessitaient le service et la tenue des hôpitaux d'Aliénés. Déjà, de 1810 à 1811, le
nombre d'aliénés, dans l'hospice de Bordeaux, s'éle-
vait à soixante-six, et pouvait y être porté de soixante
et dix à quatre-vingts. Il s'accrut pendant les années
suivantes, et, surtout en 1820, lorsque les prisons de
la ville en furent derechef encombrées et que beaucoup d'épileptiques étaient confondus avec eux. Les
demandes, également, d'admissions de pensionnaires,
furent dans le même temps plus nombreuses. On plaça,
pour lors, un certain nombre d'aliénés en dortoirs,
et la commission administrative des hospices obtint de
l'autorité, la cession provisoire d'une cour et d'une
portion d'un des bâtiments construits peu d'années auparavant pour un dépôt de mendicité, et contigus au
quartier des indigents. Le dépôt de mendicité, ne devant plus avoir lieu dans cette localité, cette première
et avantageuse disposition devint définitive par la concession que le Conseil général fit, plus tard, à l'administration des hospices, non-seulement de cette
même cour et des bâtiments environnants où se trouvent aujourd'hui les femmes indigentes (*), réunies
en chambres et dortoirs considérables, mais encore d'une seconde cour et des constructions qui l'en-
touraient. Cette concession fut approuvée et rectifiée
en février 1823, par une ordonnance royale, qui au-

_____

(*) Par cette mesure depuis si longtemps réclamée, ces femmes
furent entièrement séparées des hommes indigents.

torisa la commission à accepter ce don, et à augmenter proportionellement le nombre de loges et places
d'aliénés. Cette ordonnance est le premier acte par
lequel l'autorité souveraine est intervenue dans l'institution et pour l'agrandissement de cet hôpital, en en
consacrant implicitement l'existence.

Quoique, depuis longues années pareillement, on
eut reconnu l'absolue nécessité de donner plus d'é-
tendue au quartier des aliénés pensionnaires, afin d'en
séparer les deux sexes, la commission s'était toujours
trouvée dans l'impossibilité de le faire. Elle dut cet
avantage à une ordonnance royale subséquente qui
l'autorisa à vendre la seconde cour avec ses batiments
à Monseigneur l'archevêque, à qui, tout récemment,
le conseil général avait cédé les autres batiments et
terrain qui avaient dû constituer le dépôt de mendicité.
Le produit de cette vente fut immédiatement affecté
à des constructions, sur une partie vacante du sol dé-
pendant de l'ancienne maison de force, longeant la
grande rue St-Jean. Vingt-deux chambres, cour, usines, dépendances pour réfectoire, salles de bains et
douches etc, y forment, depuis lors, un des quartiers
les plus commodes et agréables de l'établissement.
C'est là le quartier des femmes pensionnaires. Par
cette mesure, le quartier des hommes pensionnaires
a été agrandi d'une cour et de plusieurs chambres.

Tel est le sommaire historique de cet hôpital qui
doit aux inspirations successives des divers magistrats
éclairés de cette ville, ainsi qu'à la vigilance toute

particulière des membres de la commission administrative des hospices, dont le désintéressement et la
philantropie sont au-dessus de tout éloge, les améliorations notables qu'il a recues depuis le commencement
du siècle, et dont la plus essentielle a été, quoique
tardivemeut exécutée, celle de la séparation définitive
des deux sexes, pensionnaires et indigents en quatre
quartiers distincts. Par suite de ces différentes améliorations, cet hôpital est devenu plus important et plus
régulier. Aussi, l'ai-je vu constamment visité avec un
vif intérêt par les diverses autorités locales, et toutes
les autres personnes étrangères, médecins ou de toute
autre profession, qui ont voulu le connaître. Le régime
alimentaire ne pourrait, en effet, être mieux soigné et
plus confortable; les soins hygiéniques et moraux y sont
bien ordonnés; beaucoup d'ordre et une extrême propreté s'y font remarquer; sa tenue, enfin, annonce une
parfaite harmonie dans toutes les parties du service,
sous la direction intérieure et la surveillance des res-
pectables sœurs de Nevers qui, depuis quarante ans, se
succèdent dans ce pénible service, et qui se dévouent
à toutes ses amertumes, avec un courage admirable,
le même zèle et la même persévérance. En prodiguant
des soins aussi attentifs aux aliénés, elles concourent
à leur bien être physique et moral. Elles adoucissent
ainsi leur triste position en captant leur confiance par
leur aménité et leurs prévenances. Pourrait-on, avec
cette conviction, leur refuser une influence salutaire
sur les aliénés? pourrait-on croire aussi que les alié-

nés, dans le délire ou le déréglement de leur imagina-
tion, sont beaucoup plus susceptibles que les malades
des autres hôpitaux confiés également aux soins des
filles de charité, de s'effrayer à la vue du costume
religieux, ou de le tourner en ridicule? S'il en était
ainsi, n'en aurais-je pas été maintes fois témoin pendant vingt années consécutives d'exercice dans cet
hôpital? je n'en puis citer aucun exemple.

j'ai dû, sans prévention, comme sans exagération,
faire un éloge rapide de l'organisation et de l'adminis-
tràtion de cet hôpital, rappeler toute son importance
pour la ville et le département, ainsi que le degré
d'utilité et de commodité que lui ont déjà fait acqué-
rir les nombreuses améliorations qu'il a reçues depuis
le commencement du siècle. Me borner là, ce ne serait point remplir fructueusement la tâche que je me
suis imposée, avec la persuasion, surtout, qu'on peut
en accroître les ressources, et y créer des moyens de
guérison impraticables jusqu'à ce jour, et dont l'effi-
cacité ne saurait être contestée (*).

Comment se fait-il, m'objectera-t-on peut-être,
qu'après tous les changements qu'on lui a fait subir,
et avec tous les avantages qu'il semble présenter aujourd'hui, cet établissement laisse encore tantà désirer,
pour pouvoir correspondre en tous points aux connaissances médicales depuis longtemps acquises rela-

---

(*) « Dic verum mihi, marce : dic amabo.
« Nil est, qu'od magis audiam libenter.
Martial.

tivement au régime sanitaire des aliénés, et soutenir le parallèle avec les hôpitaux de plusieurs grandes villes avec lesquelles cependant, notre cité doit être à même de rivaliser en tout temps et sous tous les rapports ? en voici les raisons et la preuve.

L'Hôpital des Aliénés de Bordeaux péche essentiellement par le peu d'étendue du terrain qu'il occupe. Si, par de nouvelles acquisitions, on ne peut parvenir à l'agrandir, on ne pourra jamais y établir les divisions et subdivisions de bâtiments et quartiers, qui sont tellement indispensables, que, sans elles, on tenterait vainement le traitement de la folie.

En démontrant la nécessité absolue d'agrandir cet établissement, je me garderai bien de proposer celui d'une ou plusieurs annexes, sur plusieurs points de la ville, ou hors de son enceinte. Leur direction, sans contredit, ne serait point économique pour l'administration (*).

En sollicitant, également de tous mes vœux, des constructions nouvelles sur un terrain libre et beaucoup plus vaste, je suis bien loin de prétendre qu'on doive leur donner l'aspect grandiose et monumental de

(*) Il a été question, à diverses époques, de retirer de l'hôpital actuel, un certain nombre d'aliénés tranquilles et incurables, qui l'encombraient depuis longues années. Cette mesure qui aurait permis de nombreuses réceptions d'aliénés curables, n'a jamais pu s'effectuer. Leur translation eût été possible à l'hôpital des Incurables, s'il eût été plus étendu, et s'il n'eût, depuis longtemps, par suite des circonstances, changé de destination, en ne recevant plus que des vieillards.

plusieurs des hôpitaux que j'ai eu l'occasion de par-
courir. La plus sage économie, naturellement, doit
présider à une semblable entreprise, et en faire limiter la dépense au nécessaire et à la commodité, sans
qu'il soit besoin de recourir aux apparences et au bril-
lant d'un luxe extérieur qui, pour le moins inutile, ne
s'opère le plus souvent qu'au détriment des *dispositions intérieures* dont l'ensemble doit s'appliquer
plus directement au but qu'on se propose, celui de
distraire agréablement les aliénés de leurs impres-
sions habituelles, de les récréer et occuper, de leur
assurer ainsi un certain bien-être, et d'opérer plus
sûrement leur guérison. Personne n'est plus à portée
que les médecins des hôpitaux d'aliénés, de juger de
la salutaire influence qu'exerce sur leur esprit la vue
seule des distributions intérieures de ces établissements. Elle calme souvent les plus furieux, et on les
voit, au moment de leur entrée, changer de mode
d'existence, dès qu'ils se trouvent en rapport avec une
société nouvelle, et qu'ils ne peuvent plus promener
leurs regards sur les lieux, les personnes et les mêmes
objets qui, peu avant, les contrariaient et les exaspe-
raient au premier aspect. Cela est si vrai, que des
aliénés sortis de l'hôpital (*), durant un intervalle d'ac-
cès plus prolongé que d'ordinaire, et avec la croyance
de leur guérison, y reviennent d'eux-mêmes, réclamer
des secours et des consolations; dès l'instant que
quelques symptômes précurseurs leur font appréhen-
der une récidive.

(*) De Bordeaux, et sans doute de plusieurs autres.

L'expérience constate journellement que, lorsqu'on ne s'attache qu'à réhabiliter des constructions anciennes, devenues insuffisantes pour le service d'un hôpital, d'une caserne, d'une prison, ou de tout autre établissement de ce genre, on n'arrive le plus fréquemment qu'à des réparations et à des dispositions défectueuses. Il est également certain qu'on ne peut, dans toutes les villes, avoir la même facilité de disposer d'un terrain vacant et assez vaste pour y construire un édifice neuf, d'après un plan régulier et des principes bien arrêtés sur sa destination. En pareille occurence (*), on ne peut pas détruire de fond en comble un ancien établissement qui, déjà, par des améliorations successives, et seules possibles en leur temps, a acquis plus d'importance et d'utilité. On doit le laisser subsister tel quel, et bâtir à sa proximité et dans une même enceinte, de manière à y réunir *(je me hâte de l'indiquer ici très-succinctement)* : bureau d'entrée, bureaux de l'administration, salle de réception, église à portée de toute la population, infirmerie, pharmacie, amphithéâtre, salles de bains et douches dans chaque division, bâtiments suffisants pour le nombre déterminé de malades à recevoir (**), soit pour les aliénés en traitement, les incurables, les con-

(*) Et c'est ici le cas de l'Hôpital de Bordeaux.

(**) L'Hôpital de Bordeaux devrait être apte à recevoir de trois à quatre cents aliénés, pris également dans l'un et l'autre sexe. L'opinion, assez généralement admise aujourd'hui, est qu'il existe un nombre, à peu de chose près le même, d'aliénés, parmi les hommes et les femmes.

valescents, etc., toutes les dépendances nécessaires, en un mot, pour les services généraux et spéciaux de l'établissement; outre ce, des galeries ou hangars abrités, des cours et jardins intermédiaires, pour la promenade et les exercices les plus ordinaires des malades et convalescents ; un champ clos, ou un parc assez étendu *(et c'est là une des dépendances les plus utiles et les plus importantes)*, pour permettre aux aliénés de vaquer à des exercices gymnastiques plus variés, à des travaux manuels et rustiques.

Dans l'impossibilité de choisir hors ville un emplacement plus convenable (*), on ne doit point toucher à l'hôpital actuel. Mais, il est de toute nécessité de l'agrandir. Il serait à désirer que la ville ou le département, fissent, à cet effet, l'acquisition du grand espace de terrain qui l'avoisine, et qui est cerné par la grande rue St.-Jean, par celle qui longe les Corderies, et le petit chemin de Bègles. Il ne m'appartient point de parler du mode et des moyens d'acquisition, de sonder la qualité du sol, et de désigner d'avance l'emploi et les distributions de la localité (**). Ce soin et ce travail sont de droit réservés aux habiles architectes de la ville et du département qui, en maintes circonstances, ont prouvé leur savoir et leur profonde intel-

(*) Sauf une concession considérable de fonds et de terrain, obtenue, soit du gouvernement, soit de dons ou souscriptions volontaires.

(**) Je ne me refuserai point à émettre mon avis sur ce point, lorsqu'il en sera temps.

ligence (*), et qui sont tous, aussi convaincus que je puis l'être, que la fondation et l'organisation d'un hôpital d'aliénés reposent sur des bases hygiéniques, toutes particulières qui se rattachent à sa spécialité. Avec toutes les apparences d'un service complet dans l'état actuel de l'hôpital de Bordeaux, il ne faut donc pas croire que ce serait trop exiger, que de réclamer l'acquisition entière du terrain que j'ai cru pouvoir indiquer (**). Il me sera très-facile de le démontrer.

L'hôpital, étant consacré aux aliénés des deux sexes, suppose la nécessité de deux corps de batiments semblables dans leurs distributions et services. Admettant des pensionnaires et des indigents, il suppose une seconde ligne de démarcation, puisque l'une et l'autre conditions exigent pareillement la séparation des deux sexes, mesure longtemps réclamée et reconnue nécessaire, qu'on n'a pu, pour les indigents, exécuter qu'en 1823, et pour les pensionnaires, quelques années plus tard ; tant il est vrai que les améliorations se succèdent lentement, et ne s'opèrent que très-rarement dans un même temps déterminé.

Ces quatre quartiers, quoique propres à isoler les deux sexes des pensionnaires et des indigents, ne sont pas suffisants, puisqu'il n'en est pas un seul des quatre, qui soit susceptible d'être convenablement subdivisé pour classer les différents genres de folie, pour

(*) A l'hôpital général de la ville, entr'autres, construit d'après le plan et sous la direction de M. Burguet.

(**) Et qui probablement, pourrait se faire à un *prix moderé*.

séparer les aliénés convalescents surtout, des aliénés incurables, furieux ou en traitement. Il importe, néanmoins, essentiellement d'obvier à cette confusion si préjudiciable aux uns et aux autres.

D'après ce même motif, il est tout aussi nécessaire de créer une infirmerie, bien plus vaste que la totalité des petites chambres isolées, qui la constituent présentement dans le quartier des indigents. Une infirmerie doit comporter plusieurs sections, de manière à séparer les aliénés en traitement, de ceux atteints ou convalescents de maladies internes et accidentelles, les aliénés paisibles, les aliénés agités ou furieux, les paralytiques, les gâteux, etc., qui exigent des soins différents et spéciaux.

J'ai déjà fait pressentir l'insuffisance des jardins et des cours de l'hôpital actuel. Je dois donc motiver la nécessité de l'environner d'un parc assez spacieux, pour être complanté d'arbres, cultivé de diverses manières, et convenablement entrecoupé d'allées et de plateaux de verdure. Personne, sans contredit, ne saurait révoquer en doute les avantages inappréciables qui en résulteraient pour le traitement des aliénés. L'isolement, un traitement moral dirigé avec prudence, assez d'énergie et de fermeté, mais toujours avec bienveillance, ne sont pas les seules conditions favorables à leur guérison ; il en est d'autres qui concourent aussi puissamment à abréger et à raffermir leur convalescence : ce sont les travaux manuels, les occupations agricoles, l'exercice en plein air. Occu-

per les aliénés, dès l'instant qu'ils en sont susceptibles, c'est mettre en usage un des moyens les plus
efficaces pour fortifier le physique et le moral (*).
C'est ce qui faisait dire, il y a bien des années, au
savant observateur *Pinel* qu'on remplirait l'objet dans
toute son étendue, si on adjoignait un vaste enclos et
même une ferme à chaque asile d'aliénés. On retrouve
déjà cet avantage dans les hôpitaux de Charenton,
Bicètre, la Salpétrière, du Bon-Sauveur à Caen,
St. Yon à Rouen, et dans les établissements d'Ivry,
de Vanvres, etc., et on constate chaque jour l'utilité
d'une pareille institution et de cette partie essentielle
du traitement de l'aliénation, à mesure qu'on lui
donne plus d'extension dans ces divers établissements.
Ce n'est pas sans fondement et sans un véritable intérêt, que dans ses voyages lointains et instructifs,
relatifs à sa spécialité, M. le professeur *Esquirol*,
avait fait la remarque : que, nulle part, les aliénés
n'avaient assez d'espace, pour se promener, et pour
se livrer au mouvement que la nature leur commande
impérieusement. Les travaux manuels auxquels on
occupe les aliénés, ont évidemment le double avantage de rétablir et entretenir leurs forces physiques,
comme de retremper leur moral, en les détournant
de leurs idées dominantes. Il est, même, des travaux
d'habitude et de routine, qui leur conviennent dans
leur état d'imbécillité. Au travail des mains, on est

(*) Nec te pœniteat duros subiisse labores,
Aut operi insuetas attenuasse manus. *Tibull.*

heureux de pouvoir ajouter divers moyens de distrac-
tion, qu'il faut s'empresser de mettre en usage dès
qu'il s'en offre une occasion opportune. La musique,
entr'autres (cet *hôpital en a offert plusieurs
exemples)*, exerce une heureuse influence sur l'esprit des aliénés en traitement, et, à plus forte raison,
de ceux en convalescence, dont il importe, par tous
les moyens possibles, de prévenir les récidives et assurer la guérison. Aussi, je compte comme la plus
essentielle, parmi les additions à faire à l'hôpital actuel, et comme la plus propre à lui conserver le pré-
cieux privilége de son institution primitive en faveur
des aliénés indigents, celle de quartiers ou salles de
convalescents. (*) Elle est tellement indispensable,
que, si on ne la remplit très-incessamment, on s'expose
à voir se multiplier tous les jours davantage les graves inconvénients qui en sont résultés, à raison de
l'impuissance absolue dans laquelle, à son grand re-
gret, la commission administrative des hospices s'est
toujours trouvée d'y remédier.

J'ai déjà démontré combien les admissions tardives
et l'exigence des premières formalités ou poursuites
d'interdiction, concouraient à aggraver les maladies
mentales, et donner lieu à leur incurabilité ; à dimi-
nuer les chances de guérison, en encombrant l'hôpital, et y prolongeant le séjour des malades, souvent
jusqu'au dernier moment de leur existence; combien,

(*) Une maison de construction ordinaire, à un ou deux étages,
peut être utilisée pour des convalescents.

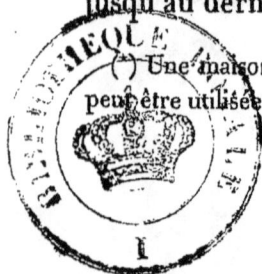

enfin, elles devenaient préjudiciables à des aliénés, susceptibles de traitement et de guérison, dont l'admission ne s'effectue plus en temps opportun, et qui dépérissant dans l'intervalle, et à défaut de soins, par la complication d'autres maladies, ne sont admis à l'hôpital que pour y décéder dès les premiers mois de leur entrée.

Il en est de même inévitablement, lorsqu'on se trouve dans l'impossibilité, comme on l'a été jusqu'à ce jour, d'isoler les aliénés convalescents, de ceux qui sont en traitement, agités, furieux, imbécilles, idiots, paralytiques, épileptiques, gâteux, etc., etc.

Pourrait-on s'aveugler au point de méconnaître les résultats d'une semblable confusion ?

1° Lenteur, difficulté et rareté des guérisons ;

2° Facilité et fréquence des récidives ;

3° Sous ce double rapport, tendance irrémédiable des maladies à la chronicité et à l'incurabilité ;

4° Séjour des malades forcément prolongé ;

5° Encombrement funeste ;

6° Mortalité plus grande, accrue à la longue par la complication de la folie chronique avec différentes infirmités, des maladies organiques, le marasme et la décrépitude (*).

7° Enfin, un mouvement annuel de l'hôpital très-borné, à raison du trop petit nombre d'admissions possibles, sollicitées même, pour la plupart, depuis plusieurs mois ou plusieurs années. Aussi, est-il in-

_____

(*) Metue senectutem, non enim sola advenit.

finiment rare d'y traiter des maladies mentales , dont l'invasion soit récente.

Ces conséquences ne sont point irréfléchies. Je suis à même de les confirmer par une expérience de vingt-années consécutives. Pour s'en convaincre , il suffit de jetter un coup-d'œil sur le mouvement de l'hôpital pendant ce laps de temps , et le tableau nécrologique qui suit , et qui indique les maladies et la durée du séjour des malades.

Mouvement du 1er *janvier* 1818, *au* 1er *janvier* 1838.

Aliénés présents le 1er janvier 1818...... 109.

Aliénés entrés pendant ces 20 ans.......... 458.

Aliénés traités durant ces 20 ans.......... 567.

Aliénés sortis pendant ces 20 ans.......... 188.

Aliénés décédés durant le même laps de temps.. 214.

Aliénés restants le 1er janvier 1838........ 165.

567.

44

TABLEAU NÉCROLOGIQUE.

POPULATION , 567................... DÉCÈS , 214.

MALADIES compliquant la folie , et précédant les décès.		DURÉE du séjour à l'hôpital des 214 aliénés décédés.	
Décrépitude , marasme sénile.	8	moins d'un an.	51
Épuisement, consomption.	26	1 et 2 ans.	40
Cachexie scorbutique.	7	3 et 4 ans.	15
Diathèse gangréneuse.	6	5 et 6 ans.	11
Gangrène sénile.	2	7 et 8 ans	18
Phthysie pulmonaire.	29	9 et 10 ans.	13
Hémoptysie.	2	11 et 12 ans.	11
Asthme , catarrhe suffocant.	5	13 et 14 ans.	7
Affection organique du cœur.	2	15 et 16 ans.	8
Hydrothorax.	8	17 et 18 ans.	9
Ascite, anasarque.	11	19 et 20 ans.	5
Tympanite.	1	21 et 22 ans.	5
Entérite, diarrhées, dyssenteries chroniques.	8	23 et 24 ans.	5
Mélœna.	1	25 et 26 ans.	5
Affection organique de l'estomac.	1	27 et 28 ans.	3
Maladies des voies urinaires.	1	30, 33 et 34 ans.	4
Chute du vagin et du rectum.	1	38 ans.	2
Encéphalite.	1	42 et 43 ans.	2
Épilepsie.	17	**RÉSUMÉ.**	**214**
Paralysie générale ou partielle.	17		
Congestion cérébrale, épanchement sanguin.	23	moins d'un an.	91
Apoplexie , le plus souvent foudroyante. .	34	de 3 à 8 ans.	44
Dartre universelle chronique.	1	de 8 à 16 ans.	39
Difformités , impotence.	2	de 16 à 20 ans.	14
		de 20 à 30 ans.	20
	214	de 30 à 43 ans.	6
			214

— Mortalité plus grande chez les hommes........ de 30 à 50 ans.
de 20 à 30 ans.
de 50 à 60 ans.

Et chez les femmes qui, en général, vivent........ de 40 à 50 ans.
plus longtemps que les hommes...................... de 50 à 60 ans.
de 60 à 80 ans.
et de 20 à 40 ans.

PROPORTIONS DES DIVERSES MALADIES AVEC UNE POPULATION, 567. | MORTAL. 214

Apoplexie, congestion, épanchement, inflammation du cerveau.	Un dixième.	Un quart.
Épilepsie et paralysie , l'une et l'autre, en égale proportion. . .	Un dix-septième. . . .	Un septième.
Maladies du cœur. hémopthysies, phthysies, catarrhes, asthmes..	Un quinzième.	Un sixième.
Ascite , hydrothorax , anasarque.	Un vingt-huitième. . .	Un onzième.
Maladies de l'estomac, intestins , voies urinaires.	Un quarante huitième.	Un dix-huitième.
Diathèses scorbutique, gangréneuse.	Un trente-huitième. .	Un quatorzième.
Consomption, marasme, décrépitude.	Un dix septième. . . .	Un septième.

Pour confirmer encore plus les conséquences à dé-
duire du précédent tableau nécrologique, relativement
aux graves inconvénients que j'ai signalés, voici un
extrait de trois tableaux relatifs *aux cent soixante-
cinq aliénés,* restants du 31 décembre 1837, pour
commencer le mouvement de 1838.

TABLEAU DES AGES DE RECEPTION.

En général, les réceptions les plus nombreuses ont
lieu pour les hommes de 30 à 40 ans,
et en diminuant pro-
gressivement.......... de 20 à 30 ans.

      de 40 à 50 ans.

      de 10 à 20 ans.

      de 50 à 60 ans.

      de 60 à 70 ans.

      de 70 ans, et au-dessus.

Et pour les femmes de 40 à 50 ans.
En diminuant progres-
sivement............. de 30 à 40 ans.

      de 20 à 30 ans.

      de 50 à 60 ans.

      de 60 à 70 ans.

      de 10 à 20 ans.

      de 70 à 80 ans, et au-dessus.

NOTA. Cette proportion des âges, relative aux réceptions, ne
peut être d'aucune utilité, pour établir celle relative aux temps
d'invasion de la maladie mentale.

Age actuel des 165 aliénés présents à l'hôpital.

(Sexes réunis)

18 Sont âgés de 15 à 30 ans.
33........... de 30 à 40 ans.
45........... de 40 à 50 ans.
38........... de 50 à 60 ans.
23........... de 60 à 70 ans.
et 8........... de 70 à 80 ans et au-dessus.

Durée du séjour des 165 aliénés, au 1er janvier 1838.

29 Ont moins de deux ans de séjour.
34 ont déjà un séjour de 2 à 5 ans.
39 de 5 à 10 ans..
30 de 10 à 15 ans.
11 de 15 à 20 ans.
16 de 20 à 25 ans.
2 de 25 à 30 ans.
et 4 de 33 ans.
165

Je ferai remarquer, en dernier lieu, que, parmi les 165 aliénés actuels,

58 sont dans un état de démence, d'imbécilité ou d'idiotisme.

63 sont atteints de manies continues, hallucinations permanentes, monomanies religieuses, penchant au suicide.

14 De folie compliquée de paralysie, épilepsie, etc.

135

30 autres, admis dans le cours des deux dernières années, sont, en partie, incurables.

165 présents au 1er janvier 1838.

Ce dernier aperçu ne prouve-t-il pas encore évidemment : qu'avec si peu de chances de guérison, et
un aussi petit nombre de places vacantes de loin en loin,
on a toujours à redouter le même encombrement d'incurables, et la nécessité urgente d'agrandir l'établissement.

Ne pouvant différer la publication de cet opuscule,
qui se lie aux circonstances du jour et à un intérêt de
localité, je le terminerai par un extrait du mouvement
de l'hôpital durant les cinq dernières années 1833 et
1837 inclues, et de mes trois tableaux, relatifs à la
profession, aux divers genres d'aliénation, et aux causes
de la maladie mentale, tracés sur une population de
265 aliénés, (120 hommes, et 145 femmes.) Réservant
de plus amples détails pour un second mémoire, mé-
dical et pratique, sur le régime et le traitement des
aliénés, dans lequel, signalant mes revers, comme mes
succès, je pourrai, plus sûrement utiliser mes recherches et mes travaux.

> Quas dederis, solas semper habebis opes.
> *Martial.*

> Ut desint vires, tamen laudanda voluntas
> *Ovid.*

TABLEAU DES PROFESSIONS. *

POPULATION........ 120 HOMMES , 145 FEMMES.

PROFESSIONS LIBÉRALES.	hommes.	femmes.	totaux.
Culte, droit, médecine, belles lettres, employés d'administration.	24	3	27
Rentiers , propriétaires.	11	6	17
Militaires , marins.	7	»	7
Artistes , imprimeurs.	4	»	4
Négociants , commerçants.	14	»	14
Marchands en détails, colporteurs.	5	14	19
PROFESSIONS MÉCANIQUES.			
Ouvriers en bois.	9	»	9
en fer.	5	»	5
en or et argent	2	»	2
en autres métaux.	2	»	2
en bâtiments.	7	»	7
en tissus et filatures.	»	2	2
en teinture.	2	»	2
en cuirs, peaux, suif.	4	3	7
en objets de vêtements et luxe. . . .	5	32	37
en objets de bouche.	2	16	18
Domestiques.	2	23	25
Cultivateurs, jardiniers.	2	»	2
Gens de peine, charretiers portefaix.	6	2	8
Sans profession, ou dont la profession est inconnue.	7	44	51
Récapitulation.	120	145	265

* On ignore, d'ordinaire, la profession des aliénés qui proviennent des prisons ou du vagabondange.... Les imbécilles et les idiots n'en ont aucune, et on n'en assigne point également aux personnes du sexe, jeunes, ou qui ne s'occupent que du soin du ménage.

TABLEAU DES MALADIES MENTALES.

POPULATION........ 120 HOMMES, 145 FEMMES.

	hommes.	femmes.	totaux.
Aliénation éphémère.	4	»	4
Aliénation périodique, intermittente.	9	16	25
Etat maniaque permanent.	27	37	64
Mélancolie.	7	6	13
Hypocondrie.	2	»	2
Monomanie continue.	6	7	13
Hallucinations constantes.	5	8	13
Monomanie religieuse.	1	4	5
Monomanie du suicide.	3	12	15
Les deux monomanies précédentes réunies.	1	2	3
Imbécilité originaire.	3	2	5
Idiotisme de naissance.	4	6	10
Manie dégénérée en { imbécilité.	10	11	21
démence.	14	7	21
idiotisme.	6	4	10
Démence sénile.	1	2	3
Folie compliquée { d'épilepsie.	6	8	14
de paralysie.	7	3	10
d'épilepsie et hémiplégie.	1	1	2
de surdité.	3	3	6
de mutité et surdité de naissance.	»	1	1
de cécité.	»	1	1
d'impotence.	»	2	2
de maladie organique du cœur.	»	2	2
Récapitulation.	120	145	265

Le médecin n'est pas toujours apte à guérir ;
Plus d'un mal est rebelle à l'art, à sa science.

E. R.

TABLEAU DES CAUSES D'ALIÉNATION.*

POPULATION, 265.

	hommes.	femmes.	totaux.
iotisme de naissance.	4	6	10
ibécilité de naissance.	3	2	5
spositions héréditaires.	8	19	27
écrépitude.	2	1	3
ge critique.	»	3	3
ritabilité excessive.	»	10	10
aractère d'enfance.	2	2	4
onvulsions dans l'enfance.	2	2	4
xcès d'études.	4	»	4
aladies cutanées chroniques.	1	1	2
oups, chutes, blessures.	12	4	16
ifformité du crâne.	2	»	2
solation prolongée.	1	1	2
pilepsie.	3	3	6
ffection du cœur.	2	1	3
narisme.	5	»	5
ibertinage.	10	2	12
bus des boissons spiritueuses.	15	5	20
erreur subite.	4	4	8
ccès de colère.	3	6	9
vénements politiques.	7	4	11
evers de fortune.	9	4	13
isère et dénuement.	1	3	4
hagrins domestiques.	5	13	18
iverses peines morales.	5	10	15
rgueil.	1	3	4
mbition.	4	5	9
lousie.	3	8	11
mour.	1	5	6
ocation contrariée.	»	2	2
eligion mal-entendue.	»	4	4
auses inconnues.	1	12	13
Récapitulation.	120	145	265

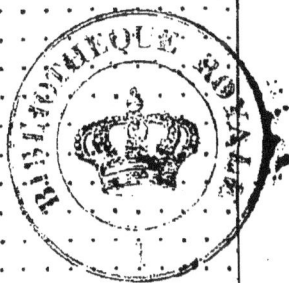

* Il est souvent très-difficile de découvrir la cause primitive de la folie, et
'apprécier sa manifestation graduée.

www.ingramcontent.com/pod-product-compliance
Lightning Source LLC
Chambersburg PA
CBHW071350200326
41520CB00013B/3171